# LA GOUTTE

## SA NATURE, SON HISTOIRE, SON TRAITEMENT

PAR

## O. SCELLES DE MONTDÉSERT

DOCTEUR EN MÉDECINE DE LA FACULTÉ DE PARIS.

« Cherchez et vous trouverez ! »

PRIX : **2** FRANCS.

**PARIS**

ARNAULD DE VRESSE, ÉDITEUR

55, RUE DE RIVOLI, 55

**1864**

*Tous droits réservés par l'Auteur.*

# LA GOUTTE

## SA NATURE,

## SON HISTOIRE, SON TRAITEMENT

CLICHY. — Impr. de Maurice LOIGNON et Cie rue du Bac-d'Asnières, 12

# LA GOUTTE

## SA NATURE, SON HISTOIRE, SON TRAITEMENT

PAR

### O. SCELLES DE MONTDÉSERT

DOCTEUR EN MÉDECINE DE LA FACULTÉ DE PARIS

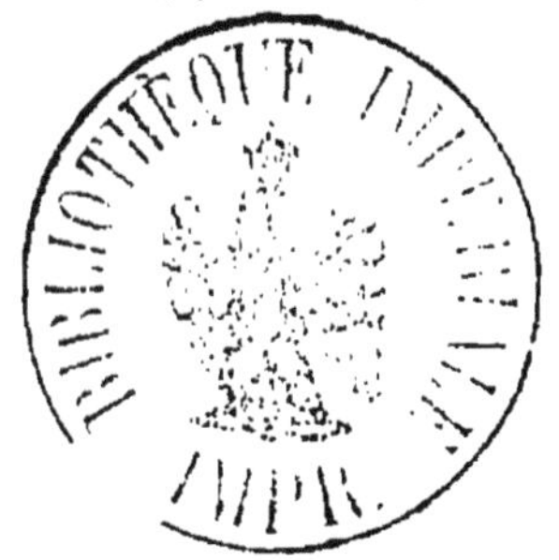

« Cherchez et vous trouverez ! »

PARIS

ARNAULD DE VRESSE, LIBRAIRE-ÉDITEUR

55, RUE DE RIVOLI, 55

—

1864

Notre but, en publiant cette nouvelle édition, est d'enseigner les moyens de se préserver de la goutte.

Si nous n'avons pu mettre, dans notre livre, tout ce que l'expérience nous a appris et nous permet d'appliquer chaque jour, nous avons voulu, au moins, faire comprendre la nature de la goutte, les causes qui la produisent et les règles d'hygiène qui conviennent aux goutteux.

Répandre des notions justes, n'est-ce point la meilleure manière de déraciner les préjugés absurdes et de détruire les pratiques dangereuses ?

Nous pensons avoir fait une œuvre utile en donnant ce que la science a de plus immédiatement applicable pour guérir la goutte.

D<sup>r</sup> S. DE M.

———

# INTRODUCTION

L'homme est tenu de se soumettre aux lois de l'univers. Du soin avec lequel il les observe, dépend pour lui la santé. S'il s'en écarte, il en est puni par la maladie. La goutte est une punition de la dangereuse persévérance avec laquelle il y manque.

Ces lois, conçues par l'intelligence de Dieu, ont été réalisées au moyen des trois grandes forces de la nature : *les forces physiques, les forces vitales, les forces intellectuelles*.

Le médecin philosophe, que le sentiment de ses devoirs inspire, puise sans cesse dans toutes les sciences pour connaître ces forces en elles-mêmes et dans leurs effets. Le travail est sa vie, l'étude son bonheur. Il n'est pas plus permis d'être ignorant à celui qui est l'espoir des malades, qu'il n'est permis au soldat d'être lâche.

Avant de faire comprendre la goutte et les moyens de la guérir, nous voulons rappeler ce que sont *ces forces* qui exercent toujours leur action sur l'homme. Leur harmonie est parfaite dans la santé ; elle est troublée dans la maladie ; elle n'existe plus à la mort.

Un mot sur les forces de la nature, sur la vie, sur la maladie, et nous comprendrons mieux la théorie de la goutte.

Les *forces physiques* sont les causes des phénomènes dont s'occupent les sciences exactes. Elles règlent la marche de ces immenses corps célestes qui gravitent silencieusement dans l'espace depuis des millions de siècles ; dociles à la volonté du

chimiste, elles combinent les corps, molécule
à molécule, les décomposent et les recomposent en leur donnant des propriétés nouvelles ; domptées par la physique, elles nous
transportent avec une vitesse presque égale
au vol des oiseaux et transmettent nos vo-
lontés avec la rapidité de la pensée.

Les *forces vitales* sont spéciales aux êtres
vivants. La vie, dans sa plus simple expression, est caractérisée par la matière sou-
mise à ces forces. Elles luttent contre les
puissantes forces physiques, les dominent et
les maîtrisent. Elles organisent les éléments
par une chimie mystérieuse, et en font des
plantes ou des animaux en leur donnant des
qualités qu'on croirait intelligentes pour
réparer chaque organe, chaque tissu, chaque

molécule organique, et rejeter toutes les parties qui ont fait leur temps et dont l'économie a besoin de se débarrasser.

Les *forces intellectuelles* sont du domaine de l'âme, créée à l'image de Dieu. Par elle, l'homme se met en rapport avec la nature, c'est la *Science ;* par elle, il se met en rapport avec Dieu, c'est la *Religion*. Son étude forme une science justement appelée *psychologie*, dont l'objet est cette pensée merveilleuse qui, sans étendue, se joue à travers l'espace ; sans forme, saisit les dimensions des objets ; sans pesanteur, pèse les corps célestes eux-mêmes, et remontant jusqu'à Dieu, empêche que ses œuvres ne restent sans témoins.

Les éléments, tour à tour pris et repris par ces forces, tour à tour vivants et inertes, sont toujours en mouvement. Hier, ils formaient un minéral ; aujourd'hui, ils forment une plante ; demain, ils formeront un animal ; après-demain, un homme.

Et au milieu de ces métamorphoses et de ces transformations, le principe de vie de la plante conserve seul son identité et produit toujours les mêmes feuilles, les mêmes fleurs, les mêmes fruits, comme l'âme de l'homme conserve son unité au milieu des phases de la vie, des changements du corps et du renouvellement des organes.

Le principe de vie donne la forme à

l'être organisé ; l'âme lui donne la pensée.

La nature devait être bien triste dans ses premiers jours. Les forces physiques existaient seules, remuant les éléments, les combinant entre eux, les modifiant selon leurs lois ; mais la vie manquait : pas de fleurs, pas d'insectes, pas d'oiseaux.

Dieu créa les forces vitales : les plantes couvrirent toute la terre, le poisson se plongea dans les eaux, l'oiseau s'élança dans les airs. En animant la nature, Dieu répandit partout la vie et le mouvement.

Chaque être vivant a ses instincts, ses mœurs, ses occupations de tous les instants. Il a deux buts, dont l'un est la conséquence de l'autre : *conserver son individu; assurer la perpétuité de son espèce*. Telle est la volonté du Créateur.

Et la fleur des champs, l'insecte et l'oiseau ont traversé les siècles et sont encore tels qu'ils étaient, lorsqu'ils sortirent des mains de Dieu.

Les forces vitales, en effet, exécutent une série de travaux incessants et admirables pour développer l'être qu'elles ont créé, le conserver et le reproduire. Elles opposent une résistance active à tous les agents de destruction, règlent la marche des maladies et en opèrent la guérison par un mécanisme impénétrable.

Mais leur temps est limité. La plante

meurt, l'animal meurt, l'homme meurt.

Tout ce qui a vie sera désorganisé.

La mort est le terme fatal, et, si éloignée qu'elle soit, on peut dire qu'elle est le principe générateur de toutes les maladies qui, sans elle, n'existeraient pas.

La maladie est cet état de l'être vivant dont l'expression est la douleur, et dans lequel les organes et les fonctions sont lésés ; elle se produit sous l'influence d'une cause externe ou interne, et se compose d'un ensemble de lésions et de symptômes qui sont ses caractères anatomiques et physiologiques.

Nous avons exposé, dans notre *Essai de*

*philosophie médicale*, les principes qui servent de base à la médecine, en traitant toutes les questions qui se rapportent à l'homme, à la maladie et à la guérison.

Nous suivrons ces principes généraux dans l'étude de la *goutte*.

La physiologie, la pathologie, la thérapeutique seront les trois parties de notre travail.

La physiologie nous montrera comment l'homme devient malade de la goutte.

La pathologie nous fera connaître la goutte, son histoire, ses causes, les lésions, les symptômes et les complications qu'elle présente.

La thérapeutique nous enseignera ce qu'il faut faire pour guérir la goutte en combattant les lésions, modifiant les symptômes et détruisant les causes.

# LA GOUTTE

# LA GOUTTE

---

# I

# PHYSIOLOGIE

> « La méthode qui examine les choses
> en les considérant dans leur naissance,
> a plus d'ordre et de lumières et les fait
> connaître plus à fond que les autres. »
>
> (MALLEBRANCHE.)

## COMMENT L'HOMME DEVIENT-IL GOUTTEUX?

*La goutte* est une des manifestations de la diathèse urique.

La *diathèse urique* est une maladie. C'est un état contre nature dont la cause prochaine est un excès d'acide urique dans le sang.

L'*acide urique* provient d'une élaboration incomplète des aliments. Il est peu soluble, s'accumule dans le sang, y forme des urates et se dépose dans certaines parties du corps.

La goutte est donc une maladie due à une altération spéciale de la nutrition.

Les fonctions de la nutrition sont communes à tous les êtres vivants. Elles sont essentielles à la vie de la plante et de l'animal. Sans elles, l'homme ne saurait ni sentir, ni penser, ni vouloir, ni agir.

Le moindre trouble de ces fonctions se manifeste par des symptômes; il produit des lésions et développe des maladies.

La nutrition a pour premier et dernier terme: l'*assimilation* et l'*élimination*.

Par l'*assimilation,* les aliments s'organisent, s'identifient à nos organes, participent à la vie ; une véritable transsubstantiation s'accomplit.

Par l'*élimination*, sont rejetées de l'économie les molécules du corps qui ont fait leur temps et les parties des aliments qui ne peuvent être assimilées.

Ces phénomènes intimes de composition et de décomposition se passent à notre insu, dans le sang, sous l'influence vitale des nerfs.

Le sang est le fluide nourricier. Élaboré par des procédés inconnus, riche de tous les éléments dont les organes se composent, renouvelé sans cesse par la digestion, le sang circule dans toutes les parties du corps, distribue à chaque tissu les molécules nécessaires à son entretien et à son accroissement, reçoit les principes usés par l'exercice de la vie pour les porter aux glandes chargées d'en débarrasser l'organisme.

Ce sont les aliments qui forment ce liquide si essentiel à la vie et dont la composition ne saurait être altérée sans produire une maladie.

L'étude des aliments et des transformations successives qu'ils subissent pour être changés en sang, assimilés à nos tissus, et éliminés de l'économie, nous montrera comment l'acide urique se développe et nous fera comprendre comment l'homme devient goutteux.

# DES ALIMENTS.

## CONSIDÉRATIONS GÉNÉRALES.

Les aliments sont destinés à s'animaliser par la digestion et à réparer les pertes que fait le corps par l'exercice de la vie.

Ces pertes sont de deux natures, savoir : pertes de chaleur et pertes de substance.

La condition essentielle de la vie, c'est que l'animal produise de la chaleur pour résister au froid et qu'il forme du sang pour renouveler ses tissus.

L'homme trouve dans les substances dont il se

nourrit les matériaux de la chaleur animale et les éléments de la formation, du développement et de la conservation de ses organes.

Les aliments de l'homme et des animaux sont d'origine animale ou végétale. Les plantes seules se nourrissent de minéraux. Elles les modifient, les décomposent, se les assimilent et les recomposent, en leur donnant la précieuse propriété de nourrir toute une classe d'animaux que l'on a appelés *herbivores*.

Tout se lie, tout se tient, tout s'enchaîne dans la nature. Les minéraux enlevés à leurs lois physiques par les plantes, soumis par elles aux forces vitales, métamorphosés par les herbivores, deviennent eux-mêmes un aliment plus parfait, destiné aux animaux nommés *carnivores*.

Ceux-ci se nourrissent du sang et de la chair des autres animaux. De tous les êtres vivants, ce sont eux dont la nutrition est la plus simple. Leurs aliments ont la même composition que les organes qu'ils sont destinés à renouveler.

La science a sondé les mystères de l'assimilation. Les savants ont examiné les substances alimentaires, les ont réduites par l'analyse à leurs plus simples éléments, les ont suivies dans leurs mille métamorphoses, et ils ont vu comment la matière *pouvait prendre vie.*

## DIVISION DES ALIMENTS.

Les aliments, considérés dans leur rôle physiologique, se divisent en deux grandes classes.

Les uns servent uniquement à entretenir la respiration et à produire la chaleur animale. Ils ne contiennent pas d'azote. On les a appelés *aliments respiratoires*. Ils sont éliminés sous forme d'eau et d'acide carbonique.

Les autres possèdent la faculté de se transformer en sang et fournissent les éléments de nos tissus et de nos organes. Ils contiennent de l'azote. On les a appelés *aliments plastiques* ou *réparateurs*. Ils sont éliminés sous forme d'urée et d'acide urique.

## 1°. — DES ALIMENTS RESPIRATOIRES.

« Les animaux qui respirent, disait Lavoisier, sont de véritables corps combustibles qui brûlent et se consument. S'ils ne réparaient pas constamment par les aliments ce qu'ils perdent par la respiration, l'huile manquerait bientôt à la lampe, et l'animal périrait comme une lampe qui s'éteint, lorsqu'elle manque de nourriture. »

Les aliments respiratoires sont les *graisses* et la *fécule*.

### Des graisses.

La graisse s'accumule dans les animaux que la nature ou l'art y prédispose. Les plantes nous la fournissent aussi; l'huile douce qu'on en retire fait les délices de nos tables.

Les chimistes ont pénétré la secrète composition de la graisse; ils ont vu qu'elle contient de grandes proportions d'hydrogène et de carbone. Ces deux éléments se combinent dans l'organisme avec l'oxygène de l'air; il en résulte de l'eau et de l'acide carbonique. Ces deux produits de combustion se forment, comme dans nos foyers, en développant beaucoup de chaleur, et ils sont éliminés par les poumons et par la peau.

Lorsque l'homme fait entrer dans son alimentation plus de graisse qu'il n'en est besoin pour l'entretien de sa chaleur, l'excédant se dépose sous forme de tissu adipeux et constitue une réserve pour une diète rigoureuse ou pour un froid excessif.

Les graisses en excès développent cet état de congestion graisseuse de toute l'économie que l'on appelle *obésité*. Le corps augmente peu à peu de volume et perd l'harmonie de ses formes. L'obèse aime le repos, reste longtemps au lit, dort volontiers après ses repas et craint la fatigue. Son corps redoute le travail; son esprit, l'étude.

Si, comme le soutient Brillat-Savarin, avoir une juste proportion d'embonpoint, ni trop, ni trop peu, est pour les femmes l'étude de toute leur vie, rassurons-les en leur disant qu'il est une méthode infaillible pour empêcher la corpulence de devenir excessive ou pour la diminuer lorsqu'elle est trop considérable.

## De la fécule et du sucre.

La fécule est la base du pain et des pâtisseries. On la retire surtout des graines des céréales, de celles des légumineuses et des tubercules de la pomme de terre.

La fécule n'est pas soluble; mais, sous l'influence des sucs digestifs, elle se transforme en sucre, se dissout et est absorbée par les radicules de la veine-porte (1).

Le sucre est très-nourrissant : on l'extrait de la betterave et de la canne à sucre; on l'emploie en nature. Il est l'aliment respiratoire le plus immédiat,

(1) La veine-porte est une veine qui part des intestins et se termine en se ramifiant dans le foie, où elle se continue avec les autres veines.

il se transforme en eau et en acide carbonique au contact des alcalis du sang.

Lorsque cette transformation ne se fait pas, le sucre reste dans le sang; il est éliminé par les reins, et on le retrouve dans les urines. Cette altération de la nutrition caractérise la maladie connue sous le nom de *diabète sucré.* Les causes prochaines du diabète sucré sont donc :

1° Le défaut d'alcalinité du sang;

2° Une trop grande quantité de sucre absorbé pour que tout puisse se transformer en acide carbonique et en eau.

## 2°. — DES ALIMENTS PLASTIQUES.

Les aliments, dits *plastiques,* doivent contenir une certaine proportion d'azote pour former le sang qui nourrit le corps, les os qui en sont la charpente, les muscles qui le meuvent, les nerfs par lesquels il sent, et tous les organes dont il se compose.

Les aliments plastiques ou réparateurs sont : la *fibrine*, l'*albumine* et la *caséine*. Ce sont eux qui fournissent à l'animal l'azote nécessaire à l'entretien de la vie. Les animaux, en effet, ne peuvent extraire l'azote ni de l'air qu'ils respirent, ni de l'eau qu'ils boivent, ni des aliments qui ne contiennent pas de fibrine, d'albumine ou de caséine.

La *fibrine* forme la base des muscles et la partie principale du caillot du sang. Le *gluten* est la fibrine végétale. On le trouve dans les graines des céréales.

L'*albumine* se trouve dans le blanc de l'œuf et dans le sérum du sang ; c'est elle qui forme l'écume du pot-au-feu. Elle existe aussi dans les graines et dans le suc des plantes.

La *caséine* existe dans le lait, le fromage, et dans les pois, fèves, haricots, etc. (1).

La fibrine et l'albumine sont les deux principes essentiels du sang. L'animal ne peut les créer; il faut qu'il les trouve dans ses aliments.

Ce sont les plantes qui forment le sang de tous les animaux, puisque ce sont elles qui fabriquent la fibrine et l'albumine.

Les aliments réparateurs, dissous par les sucs digestifs, absorbés par les veines, métamorphosés en sang, vont alimenter toutes les parties du corps,

(1) La fibrine, l'albumine et la caséine présentent la même composition chimique. Elles renferment la même proportion d'éléments organiques, groupés dans un ordre différent. On les a appelées *substances albuminoïdes*.

prendre la forme et les qualités de chacune d'elles et rajeunir tous les organes.

La force qui leur donne la vie la leur reprend et les chasse sous forme d'urée et d'acide urique.

*L'urée* est le dernier terme des transformations successives des aliments réparateurs. C'est un produit de la nutrition parfaite. Il est complétement oxygéné, se dissout dans le sang et est éliminé par les sueurs et par les urines, au moyen des forces mystérieuses et infatigables qui constituent la vie.

L'urée provient aussi de la décomposition des organes et correspond au renouvellement des tissus.

*L'acide urique* est moins oxygéné que l'urée. C'est un produit incomplétement élaboré, qui résulte d'un trouble de la nutrition. Il est très-peu soluble dans le sang, et lorsqu'il s'y accumule, il cause les

cruelles douleurs des goutteux et devient le tour-
ment de toute leur vie.

Voilà l'ennemi. C'est lui que nous voulons étudier
dans sa nature intime, dans ses manifestations,
dans ses effets, pour le connaître, le combattre et
l'anéantir.

L'acide urique se produit dans l'économie, se
condense dans le sang et devient cause prochaine
de la goutte, quand les aliments plastiques ne trouvent pas assez d'oxygène pour les transformer
complétement en urée.

Cela arrive dans les trois circonstances sui-
vantes :

1° Lorsque l'oxygène introduit dans les poumons
par la respiration diminue de quantité.

2° Lorsque les aliments réparateurs sont absorbés en excès.

3° Lorsqu'il y a trop d'aliments respiratoires. Ce sont eux qui ont le plus d'affinité pour l'oxygène.

Dans ces trois cas, les aliments plastiques sont incomplétement oxydés; ils restent.en partie à l'état d'acide urique.

C'est ainsi que l'acide urique se forme dans l'économie, circule avec le sang et donne lieu à la diathèse urique.

Deux voies d'excrétion lui sont encore ouvertes : les *sueurs* et les *urines*. Mais il arrive qu'elles ne peuvent plus suffire. L'acide urique, très-peu soluble, s'élimine difficilement; il se produit sans cesse et s'accumule de plus en plus dans l'organisme. La force vitale veille toujours à la conservation du corps qu'elle a créé. Elle réagit contre le poison pour le chasser. Les crises apparaissent avec leur cortége de douleurs et en vertu de la sympathie qui relie tous les organes, toutes les fonctions et toutes les parties du corps, l'homme devient malade; la goutte est déclarée.

*Concursus unus, consensus unus, conspiratio una,* disait Hippocrate en parlant de l'économie des êtres vivants.

# II

# PATHOLOGIE

———



La pathologie est la science des maladies.

Elle se divise en six parties principales :

1° Historique de la maladie.

2° Description de la maladie.

3° Causes qui la produisent.

4° Lésions qui sont ses caractères anatomiques.

5° Symptômes qui sont ses caractères physiologiques.

6° Complications (1).

---

## I. — HISTORIQUE DE LA GOUTTE.

La goutte a paru dès qu'il y a eu des maîtres et des esclaves, c'est-à-dire, des hommes qui se reposent et d'autres qui travaillent. Rare dans l'enfance des sociétés, rare encore aujourd'hui dans ces contrées sauvages qui semblent éternellement prolonger cette enfance, elle est devenue plus commune avec les progrès de la civilisation.

(1) Voir notre *Essai de Philosophie médicale.*

La science, qui remonte toujours des effets aux causes et des lois aux principes, en a recherché la raison.

Les générations passent, se succèdent, s'abiment dans le torrent des siècles et la science grandit. Les idées demeurent : elles sont de tous les temps et de tous les lieux. Rien ne les arrête. Ce sont elles qui nous arrivent par la tradition, ce sont elles qui, en se perfectionnant, nous apportent la *civilisation*.

La civilisation veut notre bien-être. Elle satisfait de plus en plus nos besoins matériels, exerce de plus en plus notre intelligence, et étend toujours l'harmonie de nos rapports avec nos semblables. Elle perfectionne l'individu et la société.

« La goutte, disait Sydenham, tue plus de gens d'esprit que de sots, plus de riches que de pauvres, plus de gras que de maigres. »

L'esprit, les richesses, la corpulence, ce sont là des résultats de la civilisation ; mais à côté, la *goutte !*

Hippocrate nomma la goutte ποδάγρη, en latin *podagra*, parce qu'elle attaque le pied et empêche de marcher. Arétée de Cappadoce l'a décrite sous le nom de *arthritis* ou *maladie des articulations.*

Aétius d'Amida, Alexandre de Tralles et Paul d'Egine indiquèrent le *colchique* qu'ils appelaient *hermodacte* pour couper les accès.

Les médecins arabes ont répété ce que les auteurs précédents avaient écrit sur la goutte.

Au xiii<sup>e</sup> siècle, un médecin nommé Radulphe lui donna le nom de *goutte* parce que, disait-on, elle distille goutte à goutte un liquide sur la partie malade.

Jusqu'à la fin du xvi<sup>e</sup> siècle, la goutte et le rhumatisme furent regardés comme une seule et même maladie. A cette époque, Baillou les distingua, et les différences furent parfaitement établies par Selle.

Sydenham donna une description parfaite de la goutte. Mais, tourmenté de cette maladie, il ne sut point en trouver le remède.

Scheele, en 1776, découvrit l'acide urique dans les calculs urinaires.

Les chimistes Fourcroy, Berthollet, Vauquelin, le trouvèrent dans les articulations.

Garrod et Lehmann l'ont démontré dans le sang, dans les sueurs, dans les produits de l'expiration et dans toutes les sécrétions des goutteux.

Aujourd'hui la science est fixée. La goutte a pour cause prochaine un excès d'acide urique dans le sang.

Non-seulement les médecins ont décrit la goutte; mais les littérateurs et les poëtes en ont souvent parlé.

Le poëte Lucien en a fait une furie, l'indomptable Podagre, déesse féroce s'il en fût. Rien ne peut l'apaiser : ni le sang des victimes, ni les parfums de l'autel, ni les riches offrandes; elle a mis au défi le divin Apollon, médecin des dieux, et le savant Esculape, son fils.

Nous allons faire connaître la *cruelle maladie de la civilisation* et lui livrer bataille. Nos armes nous sont données par la *science*. Ce sont les œuvres des philosophes des temps passés ; les livres des médecins, nos aïeux, la gloire et la noblesse de notre profession; les travaux des savants et des chimistes ; les leçons de nos maîtres et un peu aussi notre propre expérience.

La civilisation, qui nous donna la goutte, nous donne les moyens de la combattre.

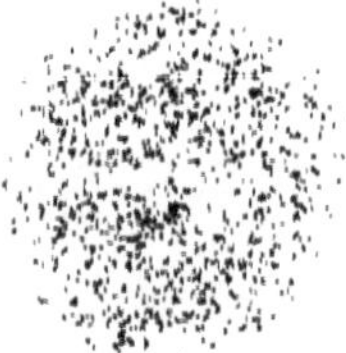

## II. — DESCRIPTION DE LA GOUTTE.

La goutte est une maladie dont la nature intime ne change jamais. Ses manifestations varient; ses formes se multiplient, il est vrai, selon le tempérament des malades, les causes qui la produisent et les circonstances où elle se développe; mais l'affection est une dans son essence, et on la reconnaît toujours comme on reconnaît les espèces en histoire naturelle. Le médecin instruit ne s'y trompe pas : il voit la goutte aux descriptions des auteurs; il la diagnostique chez l'homme qui en est atteint; il la retrouve même dans les différentes espèces animales.

Je vois tous les jours des goutteux; il y en a quelques-uns dans ma famille, un plus grand nombre dans mes amis, beaucoup dans mes clients.

Leur compagnie est très-agréable; aujourd'hui, commeau temps de Sydenham, ce sont toujours des gens d'esprit, un peu gourmets de leur nature, lisant beaucoup, réfléchissant plus encore, connaissant leur maladie et aimant à discuter avec leur médecin.

On a la goutte longtemps avant d'en convenir.

M. le marquis de **Z...**, un de mes malades, était atteint d'une goutte très-régulière dans ses manifestations, mais très-cruelle dans ses symptômes.

Il habitait une petite ville située au penchant d'un coteau. Un ruisseau la baigne, un grand jardin l'entoure. « Ah! disait-il souvent, qu'on serait heureux d'y vivre et d'y mourir sans cette diable de goutte! »

> Mais la garde qui veille aux barrières du Louvre,
> N'en défend pas nos rois.

**L'existence de M. le marquis de Z... n'était pas**

des plus agréables. Sa vie était partagée en **deux**
parties : l'une qu'il passait dans son lit à souffrir
de la goutte, l'autre dans son fauteuil à vivre selon
les préceptes de Brillat-Savarin.

Il est de ceux qui pensent que la découverte
d'un mets nouveau fait plus pour le bonheur du
genre humain que la découverte d'une étoile, et
il eût déploré, à l'égal d'une calamité publique,
l'accident d'un plat manqué.

Sa table était toujours somptueusement servie.
Son cuisinier savait le faire manger quand il n'avait
pas faim et attirait chez lui des amis qui se char-
geaient de le faire boire quand il n'avait pas soif.

**M.** le marquis de **Z...** discuta avec moi en philosophe, la première fois que je le vis. Je lui exposai
la théorie de la goutte, je lui dis comment cette
affection prenait naissance, et quand je lui eus fait
comprendre le traitement à suivre pour la guérir,
il se confia à mes soins.

Je le laisserai lui-même raconter sa maladie. Son style simple n'est pas hérissé de ces mots techniques, grecs ou latins, qui sont l'effroi des gens du monde ; il sera compris de ses compagnons d'infortune. C'est la description de la goutte normale qu'il va nous faire.

« Je vous dois ma confession, dit-il, et je vais vous raconter l'histoire de ma goutte et les douleurs qu'elle me fait endurer.

» Mon père est mort de la goutte. J'apportais donc en naissant une prédisposition à cette maladie. Il ne me manquait aucun des avantages de la fortune. J'avais grand soin dans ma jeunesse de satisfaire toutes mes fantaisies, oubliant trop souvent, parce que cela m'ennuyait et me fatiguait, que j'avais un corps à fortifier et un esprit à cultiver. Je ne savais pas que cet ennui et cette fatigue se dissipent promptement et donnent toujours la santé du corps et la joie de l'intelligence, bonheur que rien ne saurait égaler et qui ne s'achète pas avec de l'or.

» Je paraissais le plus heureux des hommes; j'en devins le plus malheureux. J'aimai, et ce fut de toute mon âme, de tout mon cœur et de toutes mes forces. *Elle* mourut... J'eus des inquiétudes morales très-vives pendant sa maladie et un chagrin profond après sa mort. Six mois après, à la suite d'un refroidissement, ma première attaque de goutte se déclara. J'avais alors vingt-sept ans.

» C'était, je m'en souviens, vers la fin de février; je fus réveillé en sursaut, à deux heures du matin, par une douleur dans le gros orteil; mais une douleur tellement aiguë, tellement affreuse, tellement cruelle, que je ne pus retenir des cris perçants. On accourut à ma chambre. J'étais agité, j'avais une fièvre ardente, je ne pouvais plus supporter ni le poids de mes couvertures, ni le bruit des personnes qui parlaient à voix basse, ni les légères secousses qu'en marchant elles imprimaient au parquet. Je souffrais tant qu'il me semblait avoir le pied saisi dans un étau ou sentir un fer rouge dans mes articulations.

» Vers six heures du matin, ma peau s'humecta légèrement, les douleurs diminuèrent et je pus m'endormir de nouveau. En me réveillant, je m'aperçus que la partie malade était gonflée, rouge, chaude, douloureuse et présentait des veines très-dilatées.

» Cette première attaque dura quinze jours. J'éprouvais chaque soir un redoublement, avec mouvement fébrile qui tombait le matin. Ces crises, bien moins violentes que la première, allaient toujours en diminuant.

» Deux ans après, je ne songeais plus à ma maladie ; mais une attaque plus violente que la première vint me rappeler que le mal était tou-

jours là. La goutte se porta des pieds, sur les mains,
les coudes, les genoux, et dura trois semaines.

» Depuis ce temps, les attaques sont devenues
plus fréquentes et plus longues, les crises plus
douloureuses; la goutte s'est portée sur toutes mes
articulations.

» La dernière attaque a duré trois mois; elle
m'a fait souffrir toutes les tortures que l'enfer pourrait imaginer.

» Les attaques de goutte me sont annoncées par
la suppression de la transpiration et un trouble
des fonctions digestives. Mes urines, qui étaient
rares et épaisses, deviennent claires et abondantes
au moment de l'attaque, pour redevenir foncées
et chargées de sédiments quand les douleurs vont
cesser.

» J'ai quarante-cinq ans; il y a donc dix-huit ans
que je souffre de la goutte. Mes articulations sont

tellement déformées que je ne peux presque plus marcher.

» Vous le voyez, Docteur, je suis condamné à passer tristement ma vie dans mon fauteuil ou dans mon lit. »

La goutte de M. le marquis de Z..... est la forme la plus habituelle de la diathèse urique; c'est elle que les auteurs ont décrite et qu'ils ont appelée *goutte normale* ou *régulière*.

Une alimentation copieuse, le défaut d'exercice, des chagrins profonds avaient empêché l'oxydation parfaite des aliments; il s'était formé de l'acide urique dans l'économie. Cette altération de la nutrition avait développé les lésions et les symptômes qui sont les caractères anatomiques et physiologiques de la goutte.

Plusieurs auteurs ont remarqué que les attaques de goutte sont plus communes au printemps. La

raison en est peut-être qu'en hiver on a fait moins
d'exercice, on a eu une alimentation plus forte et
on a mangé moins de fruits qui conviennent si
bien aux goutteux. Au printemps, les variations
brusques de température déterminent des refroidissements qui produisent souvent la goutte.


### GOUTTE LARVEE.

La goutte n'est pas toujours aussi facile à reconnaître. Les urates se déposent dans les articulations, sans crises; les douleurs ne se manifestent
presque pas; mais les articulations se déforment,
les muscles diminuent de volume, les fonctions
digestives ne se font plus; c'est la *goutte larvée*.
Elle apparaît quelquefois sous forme de *migraines
douloureuses*, de *bourdonnements d'oreilles*, d'é-
*touffements très-pénibles* ou d'autres symptômes
qui varient à l'infini.

Récamier avait déjà remarqué la fréquence de

*la migraine* chez les goutteux. Quand la migraine vient, la goutte disparaît. M. le Docteur Trousseau a connu un major anglais goutteux qui était pris de migraines périodiques très-douloureuses, le deuxième mercredi de chaque mois.

Les *bourdonnements d'oreilles* alternent souvent avec la goutte. Un de mes malades avait autrefois une goutte régulière qui revenait deux fois par an ; maintenant il ne souffre plus de la goutte, mais il est très-incommodé par des bourdonnements d'oreilles.

L'*asthme nerveux* est l'une des manifestations goutteuses les plus fréquentes. Très-souvent, j'ai observé des alternatives de goutte, de gravelle et d'asthme.

La goutte est presque toujours accompagnée de la *gravelle*. Erasme écrivait à son ami : « J'ai la néphrétique et tu as la goutte : nous avons épousé les deux sœurs. »

Tous ces symptômes de la goutte s'expliquent parfaitement en se rappelant les fonctions de l'organe sur lequel se porte l'acide urique.

La goutte larvée présente dans ses formes des différences si nombreuses et des anomalies si singulières que, selon toute probabilité, dit Scudamore, nulle description, quelque étendue qu'elle fût, ne pourrait en comprendre tous les symptômes, ni en faire une esquisse générale.

Dès qu'un malade sujet à la goutte m'appelle, je suis toujours le précepte de Desault. A l'exemple de ce maître, je ne perds jamais de vue la goutte et j'examine avec un grand soin si l'acide urique ne joue pas son rôle sous le masque de la maladie pour laquelle je suis consulté.

La goutte larvée est plus grave que la goutte régulière.

« La goutte fixe articulaire, dit Musgrave, est

celle dont on est malade et la goutte anormale irrégulière est celle dont on meurt. »

## GOUTTE REMONTÉE.

La goutte est quelquefois foudroyante. On en meurt subitement, comme d'une apoplexie. - C'est lorsque la crise porte l'acide urique sur le cerveau, le cœur, les poumons ou un organe nécessaire à la vie. Les auteurs l'ont appelée *goutte viscérale* ou *remontée.*

Les goutteux courent toujours de grands dangers à l'approche d'un accès. La diathèse d'urates est à son maximun; une cause inconnue peut troubler l'élimination des sels uriques vers les petites articulations; s'ils se portent sur un organe important, la crise est le plus souvent fatale.

De nombreux exemples prouvent que la goutte

viscérale ou remontée survient très-souvent sous l'influence des saignées ou de l'usage trop long-temps continué de ces préparations secrètes qui ont toutes pour base le colchique.

### GOUTTE CHRONIQUE.

La goutte passe à l'état chronique, lorsqu'elle n'a pas été combattue comme elle devait l'être. C'est un état goutteux de tout l'organisme; il n'y a plus de crises, il n'y a plus d'attaques régulières : la nature, fatiguée de l'énergie qu'elle a déployée d'abord, n'a plus la force de réagir. Toutes les articulations ont été attaquées; le goutteux ne peut presque plus se remuer, *ut etiam cùm ambulet quiescere videatur.*

On a dit de ces malades : *Manus habent et non palpabunt, pedes habent et non ambulabunt; sed clamabunt in gutture suo.*

« On voit, dit M. Guilbert, de ces vieux goutteux dont les articulations sont toutes couvertes de
tumeurs et d'aspérités, dont la peau même, souvent celle de la face, est soulevée par des tubercules goutteux... Tels étaient ce Babylas et cet
Acragas, célèbres podagres, représentés comme
ensevelis vivants dans la craie, et à qui, après leur
mort, on eût pu élever un tombeau avec le plâtre
sorti, pendant leur vie, de leurs mains, de leurs
pieds et de toutes les parties de leur corps; tel
était ce Gordius, dont toutes les articulations avaient
été déformées par la goutte, et qui composa lui-
même d'avance son épitaphe, où l'on trouve cette
plaisanterie : *Nomine reque duplex ut nodus Gordius essem !* »

La goutte chronique retentit dans toute l'économie et produit des lésions et des symptômes très-
graves, qui se manifestent surtout dans les organes
digestifs, dans le système nerveux et dans l'appareil génito-urinaire.

## III.  CAUSES DE LA GOUTTE.

La goutte est encore aujourd'hui *morbus dominorum* et *dominus morborum*.

On ne la voyait point comme au temps où nous sommes,
Lorsque le genre humain de glands se contentait.

Elle respecte toujours le pêcheur qui revient le soir accablé de fatigue, l'ouvrier qui gagne son pain à la sueur de son front, le laboureur qui remue son champ, creuse, fouille, bêche et ne laisse nulle place où la main ne passe et repasse.

« Goutte bien tracassée, dit le bon La Fontaine, est à demi pansée.

« Quand l'Enfer eut produit la goutte, dit-il, elle

s'étendit à son plaisir sur l'orteil d'un pauvre homme :

> Disant : je ne crois pas qu'en ce poste je chôme,
> Ni que d'en déloger et faire mon paquet
>     Jamais Hippocrate me somme.
>         Mais
> Son hôte la menait tantôt fendre du bois,
> Tantôt fouir, houer.....
> Oh ! je ne saurais plus, dit-elle, y résister.
>         Changeons.
>             Et
>     Elle va tout droit se loger
>     Chez un prélat, qu'elle condamne
>     A jamais du lit ne bouger. »

Les causes de la goutte sont les causes qui produisent un excès d'acide urique dans l'économie.

Pour que la goutte se développe chez l'homme, il faut une *prédisposition spéciale* et une *cause occasionnelle*.

La prédisposition est inconnue dans son essence ; elle est inhérente à l'homme ; elle dépend de son organisation ; elle est déterminée par les causes internes de maladie (1). C'est la maladie en puissance, à l'état latent, qui éclate sous l'influence d'une cause occasionnelle.

Ainsi, une alimentation abondante donne tantôt une indigestion, tantôt l'obésité, tantôt la goutte, selon la prédisposition de l'individu.

Nous avons donc à étudier :

1° La prédisposition ;

2° Les causes occasionnelles.


1° ― PRÉDISPOSITION.

Les causes internes qui constituent la prédisposition à la goutte sont, d'après certains auteurs, *l'hérédité* et une conformation particulière nommée *constitution goutteuse.*

(1) *Essai de philosophie médicale.*

## 1° — *Hérédité.*

L'hérédité est-elle véritablement une cause de maladie, ou seulement une possibilité à avoir telle ou telle maladie?

M. Bouchardat accorde très-peu à l'hérédité en général. Selon ce savant, l'hérédité ne consiste pas dans la transmission des maladies, mais dans les goûts physiologiques, l'éducation, le genre de vie.

Les enfants sont généralement élevés par leurs parents; ils respirent le même air, font usage de la même nourriture et sont exposés aux mêmes causes de maladies. Les causes étant les mêmes, les effets doivent aussi être les mêmes, et les conditions qui engendrent la prédisposition chez le fils sont celles qui l'ont développée chez le père.

Cadogan et Brown ont nié résolùment l'hérédité de la goutte. Tous les auteurs, même les plus partisans de cette hérédité, ont admis, heureusement pour nous, que l'on peut s'en préserver par un sage régime et par une hygiène convenable.

« Un père goutteux, dit Loubet, engendra deux fils jumeaux, qui devinrent comme lui grands et bien faits; ces frères se ressemblaient, mais non d'inclinations et ils menèrent une vie fort différente : l'un vécut avec son père, il contracta ses goûts et fut bientôt attaqué de la goutte; l'autre, obligé de vivre sobrement et de faire de l'exercice, en fut préservé toute sa vie. »

### 2° —*Constitution goutteuse.*

Il est certain qu'il y a une constitution qui prédispose à la goutte. Les goutteux ont en général le corps robuste, de gros os, des muscles puissants, la peau épaisse, une grosse tête, une large poitrine et le ventre proéminent. Ordinairement ils sont doués d'un excellent appétit et ils ont de bons principes de vie.


## 2° — CAUSES OCCASIONNELLES.


Les causes occasionnelles agissent d'une manière lente et continue, modifient mystérieusement l'organisation, développent la diathèse urique et produisent la goutte.

On peut douter de l'hérédité et de la constitution goutteuse. Personne ne met en doute les causes occasionnelles de la diathèse urique, et elles fournissent des indications capitales au médecin qui veut guérir la goutte.

Les causes occasionnelles de la diathèse urique sont :

1° Le défaut d'exercice;

2° La bonne chère;

3° Les refroidissements;

4° Les préoccupations morales et les travaux de l'esprit.


### 1° *Défaut d'exercice.*


Le travail est la loi de l'humanité : tout homme y est soumis.


*In sudore vultus tui panem vesceris.*


L'homme fortifie son corps par le travail. L'exercice stimule tous les actes de la nutrition; les tissus se renouvellent plus rapidement, l'appétit est plus vif, la chaleur plus intense, l'oxygénation

plus complète forme de l'urée et peu d'acide urique;
il y a une harmonie parfaite entre les fonctions
intellectuelles et affectives.

La vie sédentaire et le défaut d'exercice développent au contraire de l'acide urique dans l'économie
en ralentissant l'activité de la digestion, de la respiration, de la circulation, des sécrétions, et deviennent des causes puissantes de la goutte.

« Un jeune homme, âgé de vingt-cinq ans, dit
M. Loubet, était de la grosseur la plus énorme
dont on puisse se faire une idée. Il était fils unique
riche, et eut une attaque de goutte qui l'effraya. Il
prit son parti et chercha son remède dans l'exercice : le lundi, il jouait à la paume pendant trois
ou quatre heures de la matinée; le mardi, il donnait
le même temps à jouer au mail; le mercredi, il
allait à la chasse; il montait à cheval le jeudi; le
vendredi, il faisait des armes; le samedi il allait à
pied à une de ses terres, éloignée d'environ trois

lieues, et le dimanche en revenait aussi à pied. Le remède fut si bon qu'au bout d'un an et demi, il se trouva d'une taille très-ordinaire. Il se maria. Il a conservé ses exercices, et d'une masse presque informe, il fit un homme dispos et vigoureux, exempt de la goutte et jouissant d'une parfaite santé. »

Les naturalistes, depuis longtemps déjà, avaient observé que les animaux sauvages qui, à l'état de liberté, rendent peu d'acide urique dans leurs urines, en rendent davantage lorsqu'on les retient en captivité, et qu'alors leurs articulations se déforment : ils ne peuvent presque plus marcher et meurent de la goutte.

Ainsi, M. Enault, le père de notre célèbre romancier, possède une remarquable volière d'oiseaux rares, achetés à grand prix. Une forte mortalité décime ces pauvres bêtes : elles meurent presque toutes de la goutte ; la nourriture est abondante, l'exercice est insuffisant.

## 2° — *Bonne chère.*

Les cuisiniers des goutteux ont reculé les limites de l'art. Un goutteux de mes amis, qui ne sortait jamais sans un Brillat-Savarin dans sa poche, me répétait souvent que se bien nourrir est au moral une résignation implicite aux ordres du Créateur qui, nous ayant ordonné de manger pour vivre, nous y invite par l'appétit, nous soutient par la saveur et nous récompense par le plaisir. — Quand il ne nous en punit pas par la goutte, lui répondis-je, le jour que j'entrepris sa guérison.

Tant que les pertes de l'économie sont en rapport avec la quantité des aliments qu'on lui donne, le peu d'acide urique qui se forme est éliminé ; mais dès qu'il y a un *excédant de la recette sur la dépense*, l'acide urique reste dans le sang et devient cause de la goutte. Cadogan pensait que l'intempérance est la principale cause de cette maladie.

La quantité des aliments et des boissons nécessaires à l'homme doit être basée sur les pertes
qu'il éprouve. Le mouvement et la vie occasion-
nent, dans le corps vivant, une déperdition conti-
nuelle de substance et de chaleur. L'homme en
trouve la réparation dans les principes dont il se
nourrit.

Les enfants n'ont presque jamais la goutte. Ils
mangent beaucoup; mais ils digèrent mieux encore.
Leur nutrition est très-active, et tout ce qu'ils
consomment est employé à leur accroissement et
à réparer les pertes considérables qu'ils font par
les exhalations pulmonaires et cutanées.

Mais, grâce à Dieu, tous les hommes doués
d'un excellent appétit n'ont pas toujours la goutte
Le brave général Sibuet, dont parle l'auteur de la
*Physiologie du goût*, n'était pas trop tourmenté, je
pense, par l'acide urique, et cependant son appétit
ne laissait rien à désirer  Écoutez ce récit:

Il s'agit d'une fête de famille. « Le jeune Sibuet
entra au moment où l'on venait de tirer de la
broche un magnifique dindon, beau, bien fait,
doré, cuit à point, et dont le fumet aurait tenté un
saint. Les anciens, qui n'avaient plus faim, n'y
firent pas beaucoup d'attention ; mais les puis-
sances digestives du jeune Sibuet en furent ébran-
lées, l'eau lui en vint à la bouche, et il s'écria :
» Je ne fais que sortir de table, je n'en gage pas
» moins que je mangerai ce gros dindon à moi tout
» seul. — Si vous le mangez, je vous le paye ;
» mais si vous restez en route, c'est vous qui
» payerez et moi qui mangerai le reste, » répondit
le fermier. »

» L'exécution commença immédiatement. Le
jeune athlète détacha proprement une aile, l'avala
en deux bouchées, après quoi il se nettoya les
dents en grugeant le cou de la volaille, et but un
verre de vin pour servir d'entr'acte.

» Bientôt il attaqua la cuisse, la mangea avec le

même sang-froid , et dépêcha un second verre de vin pour préparer les voies au passage du surplus.

» Aussitôt la seconde aile suivit la même route : elle disparut, et l'officiant, toujours plus animé, saisissait déjà le dernier membre quand le malheureux fermier s'écria d'une voix dolente : « Hélas! » je vois bien que c'en est fini; mais, monsieur » Sibuet, puisque je dois le payer, laissez-m'en au » moins manger un morceau. »

Le général Sibuet se plaisait beaucoup à citer cette prouesse de son jeune âge; il assurait que, sans l'assistance du fermier, il se sentait toute la puissance nécessaire pour gagner la gageure; ce qui lui restait d'appétit à quarante ans ne permettait pas d'en douter.

### 3° — *Refroidissements.*

**Les** refroidissements diminuent la transpiration,

arrêtent les fonctions de la peau, produisent des phlegmasies et affaiblissent l'économie.

Lorsque les excrétions sont diminuées, l'acide urique n'étant plus éliminé reste dans le sang, altère sa composition et produit la diathèse uriquc.

Les glandes sudorifères versent continuellement à la surface de la peau de petites quantités de liquide, qui se vaporisent au fur et à mesure qu'elles sont sécrétées. Par cette *transpiration insensible*, la plus importante des fonctions de la peau, l'homme perd, en vingt-quatre heures, un kilogramme d'eau chargée d'acide sudorique, qui a la plus grande analogie de composition avec l'acide urique.

Les fonctions de la peau sont si importantes que l'animal chez lequel on les supprime meurt promptement. Nous avons vu dans les amphithéâtres de la Faculté de médecine, des physiologistes prendre des animaux vivants, raser la surface de leur peau et la recouvrir d'un vernis imperméable : les pauvres bêtes mouraient quelques heures après cette opération.

Nous avons traité un goutteux qui, par sa profession, était forcé, le corps en sueur, de s'exposer souvent à des courants d'air. C'est à ces refroidissements qu'il attribuait sa maladie. Les fonctions de la peau ne se faisaient plus qu'imparfaitement ; nous leur avons rendu toute leur activité par le massage et des frictions aromatiques. Le succès a répondu à notre attente.

La transpiration supprimée est presque toujours la cause d'une maladie grave. Sous l'influence du froid, les vaisseaux capillaires se resserrent, le sang reflue vers les organes intérieurs, des inflammations se produisent et, si la diathèse urique existe, la goutte apparaît.

4° — Préoccupations morales. — Travaux intellectuels.

Les inquiétudes morales, les chagrins, les travaux de l'esprit longtemps prolongés exercent toujours une fâcheuse influence sur les fonctions nutritives, empêchent l'oxydation parfaite des aliments plastiques et engendrent la diathèse urique. Les philosophes, les savants, les littérateurs, les hommes chargés de gouverner les peuples, n'ayant pas le temps de prendre beaucoup d'exercice, sont très-sujets à la goutte.

L'illustre pape Hildebrand était goutteux ; ses profonds travaux en furent la cause.

Sydenham n'eut jamais d'accès plus violent et plus long que celui qui le frappa en achevant son fameux *Traité sur la Goutte*. Il l'avait prédit.

Les goutteux deviennent très-irritables dans leurs accès. J'en préviens les mauvais plaisants. L'empereur Sévère, que la goutte faisait boiter, fit pendre des railleurs qui se moquaient de lui : « Apprenez à mes peuples, dit-il, que c'est la tête qui commande et non le pied. »

Les causes que nous venons d'étudier développent la prédisposition à la goutte. La maladie reste un temps plus ou moins long à l'état latent, puis elle éclate tout d'un coup sous l'influence d'une cause déterminante.

Ces causes déterminantes sont, le plus souvent, des excès alcooliques, un arrêt brusque de la transpiration, toutes les impressions morales vives ou une application d'esprit plus forte que d'habitude.

———

## IV. LÉSIONS.

Les caractères anatomiques de la goutte sont l'acide urique et les urates en excès dans le sang et dans toute l'économie.

On appelle *urates* les sels formés par l'acide urique.

Dans les crises, la force vitale cherche à débarrasser l'organisme des sels uriques; elle les porte le plus souvent sur les articulations qui deviennent très-douloureuses et présentent tous les caractères de l'inflammation. Les urates se déposent sous forme de concrétions nommées *tophus*.

Ces tophus restent quelquefois permanents et gènent tous les mouvements. Ils épaississent le périoste, soudent les tendons à leurs gaines, détruisent les synoviales, désorganisent la peau. Le ramollissement des cartilages articulaires, des ankyloses qui empèchent tout mouvement, et de graves altérations des os en résultent.

Les mèmes concrétions se développent souvent dans les reins et dans la vessie. Les graviers composés d'acide urique sont formés par la production trop abondante de ce principe. Lorsque l'urine est saturée d'acide urique, elle en laisse déposer dans l'intérieur des voies urinaires. La gravelle est la complication la plus fréquente de la goutte.

On retrouve l'acide urique dans le cœur, le cerveau, les poumons, l'estomac, le foie ou tout autre viscère chez les personnes qui ont succombé à la *goutte remontée.*

Le cœur, ce mécanisme si admirable qui reçoit le sang, le pousse dans les différentes parties du corps et ne s'arrête qu'avec la vie, étant, par la nature même de ses fonctions, toujours en contact avec le sang, subit fatalement l'action terrible de l'acide urique.

La chimie a démontré la présence d'un excès d'urates dans le sang et dans tous les produits de sécrétion des goutteux. L'urine et la sueur, par exemple, en contiennent de grandes quantités.

Nous faisons toujours l'analyse chimique des urines de nos malades. Cette analyse est pour nous l'une des indications les plus importantes du traitement de la goutte. Elle nous montre la nature et la proportion des sels uriques qui se trouvent dans l'urine.

----

## V. SYMPTOMES.

L'attaque de goutte est souvent annoncée par un trouble dans les sécrétions cutanées, urinaires ou intestinales. Plusieurs de nos malades prévoient leurs accès; ils éprouvent un malaise général qui en est l'avant-coureur.

Le principal symptôme de la goutte est la douleur, toujours très-vive, que le malade ressent dans la partie affectée. Arétée et Musgrave ne trouvent rien à lui comparer; elle porte au désespoir l'homme qui en est atteint.

« Un philosophe que j'aimais presque autant que moi-même, dit Pline le jeune, souffrait horriblement de la goutte. Un jour que je cherchais à le distraire et à le consoler : « Vos soins sont inutiles, me dit cet ami. Peut-être croyez-vous que l'amour de la vie me fait supporter les douleurs ; vous êtes dans l'erreur. Si je ne me suis pas encore délivré de cette maladie, c'est que j'ai l'espoir d'apprendre une nouvelle plus flatteuse à mon âme que la goutte n'est cruelle à mon corps. Je vis encore parce que j'espère toujours survivre, ne fût-ce que d'un instant, au barbare Domitien, à ce farouche bourreau de mes concitoyens. Que ne meurt-il, le monstre ! et bientôt je ne serai plus. »

Domitien fut assassiné. Le philosophe ne voulut pas souffrir plus longtemps. Il refusa toute nourriture ; et malgré les prières de ses amis, les exhortations de sa famille et l'espérance même que lui donnait son médecin, il se laissa mourir de faim.

Pendant les crises, la fièvre est ardente et le malade éprouve des mouvements spasmodiques dans les différentes parties du corps. La crise se termine ordinairement par des évacuations.

L'*attaque* est le temps pendant lequel l'homme qui a la goutte souffre de sa maladie. Il se fait un travail dans toute l'économie pour éliminer l'acide urique. La *crise* est cette partie de l'attaque dans laquelle l'organisme redouble d'énergie.

Les goutteux sont sujets aux crampes.

La *crampe* est un engourdissement convulsif, subit et douloureux. C'est une contraction involontaire et spasmodique de certains muscles, souvent de ceux de la jambe.

Les crampes surviennent la nuit, quelquefois sans cause appréciable. On les dissipe promptement par le mouvement et les frictions qui ramènent les muscles à leur état naturel.

Les personnes sujettes aux crampes en sont

quelquefois saisies subitement lorsqu'elles se livrent au plaisir de la natation.

## VI. COMPLICATIONS DE LA GOUTTE.

Les maladies qui compliquent le plus souvent la goutte sont : les rhumatismes, les névralgies, la migraine, l'asthme, les congestions cérébrales, la gravelle, l'albuminurie et le diabète sucré.

Le rhumatisme articulaire aigu survient très-souvent dans une attaque de goutte.

Les névralgies sont très-communes chez les goutteux ; elles se présentent avec toutes leurs variétés de forme selon l'organe qu'elles affectent.

Les congestions cérébrales sont à redouter chez

les goutteux. Le mot *congestion sanguine du cerveau* exprime une augmentation de la quantité de sang contenue dans cet organe. Les causes de cette congestion du cerveau sont : les travaux intellectuels prolongés, les passions violentes comme la colère, la frayeur, etc. Cette congestion est d'autant plus à craindre chez les goutteux que le sang est altéré dans sa composition par la présence de l'acide urique.

L'albuminurie et le diabète sucré accompagnent souvent la goutte. Ces deux maladies sont très-difficiles à reconnaître par leurs symptômes. La présence de l'albumine dans l'urine est le signe de l'albuminurie; la présence du sucre est le signe du diabète sucré. Dans la goutte, l'urine contient un excès d'acide urique.

ANALYSE DE L'URINE.

L'urine est un liquide excrémentitiel, sécrété aux

dépens du sang pour débarrasser l'économie d'une certaine quantité d'eau tenant en dissolution différents sels et des substances azotées. C'est le moyen d'élimination le plus puissant de l'organisation animale.

L'analyse chimique de l'urine a pour but de déterminer la quantité d'*eau*, d'*urée*, d'*acide urique*, de *sels terreux* et *alcalins* de ce liquide, et de constater si sa composition est altérée par la présence du *sucre* ou de l'*albumine*.

On prend 300 grammes d'urine du matin. L'urine du soir est modifiée par les boissons dont on a fait usage dans la journée et on ne doit pas s'en servir pour une analyse.

On évapore lentement ces 300 grammes d'urine à une douce chaleur ; on les traite par 125 grammes d'alcool à 36 degrés, et on filtre.

L'alcool dissout l'urée. L'acide urique et les sels se précipitent et restent sur le filtre.

*Urée.* — On traite la dissolution alcoolique d'urée par son poids d'acide azotique pur; il se forme de *l'azotate d'urée* qui est purifié, isolé, desséché et pesé. Il est facile d'en déduire le poids de l'urée, sachant que 100 grammes de nitrate d'urée contiennent 49 grammes d'urée, 44 grammes d'acide azotique et 7 grammes d'eau.

*Acide urique.* — Le produit resté sur le filtre contient l'acide urique, les sels terreux et alcalins. On le traite par de l'eau distillée, aiguisée d'acide chlorhydrique qui dissout les matières salines et laisse *l'acide urique* sur le filtre. On le recueille, on le dessèche et on le pèse.

*Sels terreux et alcalins.* — Une simple soustraction donne le poids des sels terreux et alcalins.

*Albumine.* — Le meilleur procédé pour reconnaître la présence de l'albumine dans l'urine consiste à soumettre ce liquide à l'ébullition ou à le traiter par la chaleur et quelques gouttes d'acide azotique. L'albumine se précipite par ces deux moyens et on la pèse après l'avoir desséchée.

L'albumine se coagule à 75 degrés, et de tous les acides, c'est l'acide azotique qui la coagule le plus facilement.

*Sucre.* — Lorsque l'urine contient du sucre de diabète, elle donne une coloration brune, plus ou moins foncée par son ébullition avec une solution concentrée de potasse, de chaux ou de soude.

On acquiert une nouvelle preuve de la présence du sucre en ajoutant à l'urine la liqueur titrée de Barreswil ; il se forme un précipité d'oxyde de cuivre. La quantité de liqueur ajoutée indique la quantité de sucre.

5.

Enfin, le *saccharimètre* est un appareil qui donne de suite la quantité de sucre que contient l'urine.

------

Aucune maladie ne présente des formes aussi variées que la diathèse urique, une marche aussi irrégulière, des symptômes aussi divers. Tantôt ce sont des migraines, des bourdonnements d'oreilles, des étouffements, des palpitations de cœur, et toujours une altération des fonctions de l'organe sur lequel se porte l'acide urique.

C'est au médecin à étudier tous ces symptômes, à les expliquer, à les interpréter et à en découvrir la cause pour les faire cesser.

------

# III

# THÉRAPEUTIQUE

———



## CONSIDÉRATIONS GÉNÉRALES.

La guérison est le but de toutes les études médicales, de toutes les recherches scientifiques ; elle
est le problème à résoudre. Guérir, c'est empêcher
l'homme de souffrir ou de mourir.

Guérir la goutte, c'est calmer les douleurs si vives des accès, empêcher les attaques de se reproduire et rendre aux malades le libre exercice de leurs mouvements.

Le sujet de la médecine c'est l'homme, son objet la maladie, son but la guérison, ses moyens la thérapeutique.

La thérapeutique est l'art de poser les indications et l'art de les remplir.

L'histoire nous dit qu'elle a toujours suivi le progrès des doctrines médicales et que sa méthode a été tour à tour empirique, analytique et philosophique.

Dans l'enfance de l'humanité, le médecin n'obéissait qu'au hasard, aux préjugés ou aux suggestions de l'instinct. Il n'avait point la Science qui, soumettant les faits à une comparaison claire et à une généralisation féconde, donne à la pratique médicale une direction positive et une méthode précise. Ses idées étaient confuses, ses notions vagues et par conséquent sa thérapeutique incertaine et dangereuse.

Dans ces temps éloignés, on regardait la goutte comme un mauvais génie torturant le corps qu'il avait choisi pour domicile. On la respectait pour ne pas s'attirer toute sa vengeance. Les prêtres, qui exerçaient la médecine dans les temples, chantaient des hymnes pour apaiser son courroux, offraient des sacrifices pour fléchir sa colère, et brûlaient nuit et jour des parfums sur les autels pour calmer l'indomptable Podagre.

La Furie n'écoutait pas les prières, rejetait les sacrifices et redoublait ses cruautés. Les médecins voulurent alors la chasser du corps qu'elle habitait par des saignées répétées, par des vésicatoires à demeure, par des sétons douloureux, par des moxas qui brûlent à petit feu. C'était la torture qu'ils infligeaient, et, ne pouvant tuer la maladie, ils finissaient par tuer leurs malades. Les goutteux, fatigués de ces moyens cruels, ne voulurent plus suivre aucun traitement; ils respectèrent leur maladie, et pour se consoler de leurs souffrances, ils dirent que la goutte était un brevet de longue vie et qu'il ne fallait pas la guérir.

Telle était la méthode empirique.

L'histoire marque un temps d'arrêt où les philosophes opposèrent leur raison à l'usage, leur conscience à l'opinion et leur jugement à l'erreur.

Les médecins suivirent leur exemple : ils étudièrent la philosophie ; ils voulurent s'expliquer tous les faits qu'ils observaient, et la médecine fit un immense progrès.

Le médecin chercha des indications ; ce fut dans

l es causes, les lésions et les symptômes de la maladie qu'il les trouva. **La** maladie fut décomposée en un assemblage de lésions et de symptômes que l'on combattait séparément.

Dans la goutte, le médecin calma les douleurs des accès par des substances narcotiques, par des lotions calmantes ; il posa des cataplasmes sur les parties affectées ; mais, quand l'attaque de goutte était passée, il ne s'occupait plus de son malade.

L'attaque revenait, la goutte passait à l'état chronique, et malades et médecins répétèrent qu'on ne pouvait pas guérir la goutte, mais seulement soulager les malades et rendre les crises moins doulo reuses.

Telle était la méthode analytique.

**Il y a** une troisième phase dans l'histoire de l'art guérir. Le médecin philosophe, rejetant la méthode empirique parce qu'elle est dangereuse, ne suivant point la méthode analytique parce qu'elle est insuffisante, voulut donner un sens à tous ces éléments que présentaient les maladies en les reliant, en les interprétant, en les expliquant par une théorie. Il s'efforça de pénétrer jusqu'à leur nature intime, et ses travaux consciencieux furent merveilleusement secondés par les savants qui de leur côté avaient fait faire un immense progrès à la chimie, à la physique et à l'histoire naturelle.

La méthode philosophique recherche comment l'homme devient malade afin de découvrir toutes les indications du traitement. Ces indications sont tirées de la nature de la maladie, de ses causes, de ses lésions, de ses symptômes, de ses complications : aucune n'est oubliée.

Tous les éléments de la maladie sont combattus en même temps, et ils sont détruits par les moyens hygiéniques, pharmaceutiques et chirurgicaux que possède le médecin.

Nous suivons la méthode philosophique dans le traitement de la goutte.

Le succès a dépassé nos espérances !

Nous coupons les accès, nous prévenons les attaques à venir et nous rendons aux goutteux le libre exercice de leurs mouvements.

---

## TRAITEMENT DE LA GOUTTE.

On peut guérir la goutte, à quelque degré qu'elle soit arrivée, pourvu qu'elle n'ait encore porté nulle part sa terrible désorganisation.

Tous les médecins qui connaissent cette maladie,

effrayés de ses suites funestes, n'hésitent pas à entreprendre le traitement de la goutte.

Ce traitement est quelquefois long et difficile, comme celui de toutes les maladies chroniques. « Dans une maladie chronique, dit Sydenham, l'homme a été dénaturé tout entier, et pour le guérir, c'est l'homme tout entier qu'il faut remettre dans le creuset. »

La goutte, abandonnée à elle-même, détruit les cartilages, déforme les articulations, produit la carie des extrémités osseuses et des ankyloses qui empêchent tout mouvement. Quand elle porte son action sur les viscères, ce sont des migraines épouvantables, des bourdonnements d'oreilles, des étouffements pénibles, des palpitations de cœur, des douleurs d'estomac et d'intestins, des accès de colique néphrétique.

L'économie se sature de plus en plus d'acide

urique: il faut toujours craindre la *goutte remontée*. Elle est quelquefois foudroyante.

Le plus souvent, la goutte passe à l'état chronique, lorsqu'elle n'a pas été traitée comme elle devait l'être. Les goutteux ne peuvent plus marcher, ni ployer leurs articulations.

Résumons en quelques mots tout ce que nous avons dit. Les indications du traitement de la goutte seront mieux comprises.

1° La goutte est due à une altération des fonctions nutritives, caractérisée par la présence d'un excès d'acide urique dans le sang.

2° L'acide urique, étant très-peu soluble dans le sérum du sang, n'est pas éliminé en suffisante quantité; il s'accumule de plus en plus dans l'organisme.

3° Les sels uriques sont nuisibles à la santé. En trop grande quantité, ils sont un véritable poison qui tuerait le malade si la force vitale ne les chassait de l'économie. Cette réaction de la force vitale, constituant l'attaque de goutte, détermine l'élimination des sels uriques. Ils se déposent dans les articulations et, par la compression qu'ils y exercent, donnent lieu aux douleurs aiguës des accès de goutte. Souvent aussi ils se déposent dans les petits tubes des reins où se forme l'urine, les obstruent et deviennent la cause directe des accès de colique néphrétique. Lorsque ce dépôt se fait sur un organe important, l'attaque de goutte est le plus souvent fatale.

De là résultent quatre indications pour guérir la goutte :

1° Empêcher la formation d'un excès d'acide urique.

2° Maintenir l'acide urique en dissolution dans le sang.

3° Faciliter son élimination.

4° Fortifier l'organisme pour empêcher l'acide urique de se reproduire.


1° — *Empêcher la formation d'un excès d'acide urique.*


Hippocrate, qui a promené son regard d'aigle sur toutes les parties de la médecine et de l'hygiène, nous dit que l'homme, pour se conserver en parfaite santé, ne doit PAS MANGER TROP, ni S'EXERCER TROP PEU.

Ce précepte doit être la règle des goutteux. Que le travail aiguise leur appétit, mais que la tempérance les empêche d'en abuser.

Nous connaissons les causes qui développent surtout de l'acide urique dans l'économie. Ce sont, nous l'avons dit, une nourriture abondante, le défaut d'exercice et les préoccupations d'esprit.

Lorsque la goutte n'a pas encore porté ses ravages dans l'organisme, l'hygiène est toute puissante pour la prévenir; car ses moyens sont de chaque jour, de chaque heure, de chaque instant. Nous connaissons plusieurs personnes qni se préservent de cette maladie par un régime approprié et par une hygiène convenable.

« Un riche allemand, raconte Loubet, grand, fort et robuste, vivait dans l'abondance de toutes les choses qui flattaient ses goûts, sa sensualité et ses inclinations : une maison immense, un nombre infini de domestiques, une table fine et délicate, la mollesse enfin et l'oisiveté le partageaient. Il eut la goutte et ce fut si vivement qu'il en fut noué. Les souffrances vinrent altérer les douceurs de cette vie voluptueuse ; il ne pouvait marcher sans secours, criait jour et nuit, et faisait des remèdes d'autant plus inutiles qu'il ne voulait rien changer à ses aliments. Mais un revers de fortune fut son seul médecin. Plusieurs banqueroutes se déclarèrent, d'autres accidents survinrent ; en un mot, il passa presque dans un instant de la plus fastueuse opulence à l'indigence la plus cruelle. Il fallut par force vivre avec sobriété et se donner quelque mouvement. Il quitta la ville pour aller gagner sa vie à la campagne ; il s'accoutuma insensiblement par nécessité au travail. Enfin il guérit non-seulement de la goutte, qui avait altéré son tempérament, mais encore il reprit l'agilité et la santé dont il avait joui. »

L'hygiène indique à l'homme la mesure dans laquelle il doit user de lui-même et des choses extérieures pour se conserver en santé. Elle varie selon sa profession, selon les maladies auxquelles il est prédisposé, selon celles dont il est déjà atteint.

Nous allons rappeler les règles hygiéniques du goutteux et le régime qu'il doit suivre pour empêcher la formation d'un excès d'acide urique. Ces règles sont relatives à sa nourriture et à son genre de vie.

Les personnes qui craignent la goutte et veulent la prévenir doivent commencer par ces trois préceptes de théorie absolue : discrétion dans le manger, exercice de corps suffisant, tranquillité de l'âme.

1°*Alimentation.* — La nourriture des goutteux doit être en partie animale et en partie végétale. Ils devront éviter un excès de viandes, et surtout de viandes noires; ces aliments sont trop azotés, trop nutritifs, et leurs transformations ultimes sont, comme nous l'avons vu, des phosphates et des urates qui acidifient le sang. Les viandes, lorsqu'elles ne sont pas prises en trop grande quantité, se transforment en urée et sont utiles pour donner à nos malades la force et l'énergie nécessaires à l'exercice que nous leur demandons.

Nous leur conseillons toujours de faire entrer dans leur alimentation habituelle des légumes, des végétaux frais, des fruits secs ou confits, et quand la saison le permet, des fruits bien mûrs. Ces principes alimentaires, très-agréables au goût, se convertissent dans l'organisme en carbonates alcalins et rendent le sang et l'urine moins acides. Les végétaux ont un faible pouvoir alimentaire et ils préviennent la constipation par la cellulose qu'ils contiennent.

Les goutteux doivent user sobrement des corps gras et des substances féculentes en excès. Ces aliments ont une grande affinité pour l'oxygène; ils s'emparent de celui qu'ils trouvent dans l'économie et n'en laissent pas assez pour transformer en urée les substances albuminoïdes ; ils sont ainsi une cause indirecte de la diathèse urique. De plus, ils développent l'obésité, inconvénient que nous cherchons toujours à prévenir chez les personnes qui y sont prédisposées et à faire disparaitre chez celles qui en sont atteintes.

L'eau mélangée à une légère quantité de vin est la boisson ordinaire qui convient le mieux. Nous y faisons ajouter du bicarbonate de soude en quantité variable, selon les indications. Il faut que l'eau soit de bonne qualité ; elle ne doit pas contenir une trop forte proportion de sels calcaires, qui sont une des causes directes de la formation des calculs. Nous avons l'habitude de faire l'analyse chimique des eaux dont nos malades se servent pour nous assurer qu'elles ont toutes les qualités voulues.

L'eau-de-vie et les liqueurs alcooliques ne doivent pas paraître sur la table des goutteux. Celui qui s'expose à la tentation y périra. On boit d'un vin parce qu'il est étranger, on goûte d'une liqueur parce qu'elle est digestive. La tentation est puissante, on y succombe ; plus d'une attaque de goutte en a été la punition.

L'alcool détruit l'appétit, affaiblit l'estomac, surexcite le système nerveux, empêche le sommeil, altère les fonctions nutritives et produit un grand nombre de maladies.

2° *Exercice*. — L'exercice du corps, soit à pied, soit à cheval, rendant la circulation capillaire plus active, la chaleur plus intense, la nutrition plus parfaite, les excrétions plus complètes, doit être recommandé à toutes les personnes qui craignent la goutte. Nous faisons faire de la gymnastique de chambre à ceux de nos malades qui ne peuvent ni courir la campagne, ni se promener, ni marcher.

L'exercice présente aux goutteux trois avantages : le premier, d'empêcher les articulations affectées de se raidir et même de s'ankyloser ; le second, d'entretenir la transpiration et l'énergie vitale
de la peau ; le troisième, de reposer l'intelligence
et de procurer un sommeil réparateur.

Le sommeil est toujours accompagné d'une sen-
sation voluptueuse ; on s'y livre volontiers, on en
sort avec peine. Comme tous les plaisirs, il peut
devenir une passion. Des personnes dorment les
trois quarts de leur vie ; c'est leur bonheur. Pendant ce temps, il y a un faible ralentissement dans
les fonctions de nutrition ; il se forme dans l'organisme peu d'urée et beaucoup d'acide urique.

Le besoin du sommeil est soumis à l'influence
de l'habitude. Nous aimons à voir nos malades se
coucher à dix heures et se lever à six heures en
été, à sept en hiver. L'école de Salerne était plus
sévère ; elle ne tolérait que sept heures de sommeil.

Pendant le sommeil, la peau se refroidit avec une très-grande facilité ; de là l'utilité de se couvrir un peu plus la nuit que le jour, surtout si le corps a été excité par la chaleur et la sueur. « La transpiration, dit Sanctorius, est plus dérangée par le vent du midi pendant le sommeil que par un grand froid pendant la veille. »

3° *Tranquillité de l'âme.* — Les affections morales ont sur la goutte une véritable influence. Nous avons vu souvent des accès reparaître ou cesser brusquement par une émotion vive et profonde. Réveillé-Parise en cite des exemples.

Fréron, connu par ses attaques contre Voltaire, mourut d'une goutte remontée en apprenant qu'on lui avait retiré le privilége de ses feuilles.

Linné, atteint d'un violent accès de goutte, en fut tout à coup délivré, en voyant les richesses botaniques qui lui étaient apportées du Canada par un de ses élèves.

La goutte exerce elle-même son action sur le caractère, elle le rend inquiet et irritable. Les goutteux doivent s'habituer à se contenir, à veiller sur eux-mêmes, à ne point se mettre en colère et à réprimer leurs passions.

Les plaisirs et les excès vénériens sont toujours nuisibles. « Chaque fois, dit Coste, dans son *Traité de la Goutte*, qu'un goutteux voit une femme, il ajoute, s'il est jeune, une nouvelle racine à sa maladie, et s'il est vieux, il creuse un pied carré de sa tombe. »

L'hygiène ayant pour but la conservation de la santé et le perfectionnement de l'homme, doit s'occuper du corps et de l'âme. L'hygiène de l'âme donne l'harmonie parfaite des facultés morales et intellectuelles; elle enseigne à modérer les passions, à cultiver les vertus et à réprimer les vices.

Ses moyens sont la religion, qui nous console toujours par la foi et l'espérance; la science, qui satisfait l'homme en lui expliquant les merveilles de la nature; les lettres, qui le charment en l'instruisant; les beaux-arts, qui embellissent la vie en imitant les œuvres de Dieu.

L'hygiène de l'âme calme l'esprit dans les jours difficiles; elle est le meilleur remède des inquiétudes morales et des chagrins inséparables de la vie; elle est essentielle aux goutteux, qui doivent toujours se conformer au précepte d'Hippocrate et exercer leur corps et leur esprit avec une sage mesure.

« Par une alimentation habilement choisie, par un exercice de corps suffisant et par une sage hygiène de l'âme, on peut, dit Royer-Collard, s'emparer en quelque sorte du mouvement nutritif, le diriger méthodiquement dans un but déterminé et changer, tantôt dans un sens, tantôt dans un autre, la structure intime des organes, sans employer d'autres moyens que l'hygiène. »

## 2° — *Maintenir l'acide urique en dissolution dans le sang.*

Depuis longtemps déjà on faisait usage des alcalins pour neutraliser l'acide urique; ils produisaient d'heureux résultats dans la goutte et la gravelle. C'était surtout le bicarbonate de soude, que l'on employait soit en nature, soit en dissolution dans une eau minérale.

M. le docteur Piorry, l'illustre professeur de clinique à la Faculté de médecine de Paris, emploie très-souvent les alcalins. Leur emploi doit toujours être surveillé par le médecin, qui varie leurs doses selon les indications qui se présentent.

On découvrit l'acide benzoïque et sa précieuse propriété de dissoudre l'acide urique dans l'économie, en le transformant en acide hippurique.

**M.** le docteur Mandileny, à l'exemple du Docteur Briau, unit l'acide benzoïque à une base et l'essaya dans le traitement de la goutte et de la gravelle. Il était lui-même goutteux, et, par ce moyen, il se préserva de la goutte, et en préserva les personnes qui se confièrent à ses soins.

C'est lui qui nous a donné la première idée de notre méthode de traitement de la goutte.

Il se servait surtout du benzoate de soude.

Notre pratique nous a appris à préférer, dans certains cas, les benzoates de chaux, de magnésie, de potasse, de fer, ou d'ammoniaque.

Un benzoate est un sel formé par la combinaison de l'acide benzoïque avec une base. Chacun des éléments qui le composent exerce son action sur l'organisme.

*L'acide benzoïque* dissout l'acide urique dans le sang.

*La base* favorise son élimination par les différentes excrétions et exerce une action spéciale sur l'économie.

Le benzoate de soude agit d'une manière à peu près égale sur toutes les sécrétions.

Le benzoate de chaux s'emploie dans le cas de faiblesse du système osseux, pour consolider les os.

Le benzoate de magnésie, dans le cas de constipation : il favorise l'élimination de l'acide urique par les sels.

Le benzoate de potasse possède des propriétés diurétiques : c'est par les urines qu'il chasse l'acide urique.

Le benzoate de fer a les propriétés toniques du fer : on l'emploie dans les cas de chloro-anémie.

Le benzoate d'ammoniaque, étant sudorifique, élimine l'acide urique par la peau.

L'étude attentive du malade fournit donc au
médecin l'indication scientifique de chacun de ses
médicaments.

De nombreuses expériences chimiques ont démontré que, lorsque l'homme absorbe des benzoates,
il rend par les urines de l'acide hippurique. L'acide
hippurique est soluble dans l'eau.

Les médicaments que nous employons ne sont
jamais des poisons. On pourrait dire que ce sont
des aliments. Ils rendent la nutrition plus parfaite et, pénétrant avec le sang jusque dans les der-
nières molécules organiques, ils dissolvent l'acide
urique et les urates. C'est ainsi que les goutteux
voient disparaître les tophus qui les incommo-
daient et les petits graviers qui, accumulés dans
les reins, leur auraient occasionné des accès de
colique néphrétique.

C'est M. le Docteur Moquin-Tandon, de l'Institut, notre ancien professeur, qui nous a conseillé d'étudier, d'une manière plus spéciale, les maladies dues à la présence d'un excès d'acide urique dans le sang.

Il pensait, comme nous, que chaque médecin doit s'occuper plus particulièrement d'un certain nombre de maladies. C'est le moyen de pénétrer leur nature intime, de distinguer leurs formes variées, de les mieux connaitre et de les guérir avec plus de certitude. La médecine est si vaste, l'art si long, la vie si courte et les devoirs du médecin si grands !

*3° — Faciliter l'élimination de l'acide urique.*

L'acide urique étant dissous, il faut en débarrasser l'organisme en stimulant les sécrétions et en augmentant les excrétions. Pendant toute la durée du traitement que nous faisons suivre à nos malades, nous pensons toujours à cette indication capitale. Nous employons tour à tour des substances diurétiques pour activer la sécrétion des urines, et des substances sudorifiques pour augmenter la transpiration. Nous les faisons prendre dans des infusions de plantes appropriées aux indications qui se présentent.

On sait d'ailleurs que, plus la transpiration et les excrétions sont régulières, comme dans les pays chauds, moins la goutte est fréquente et intense.

Toute attaque de goutte étant le plus souvent précédée de constipation ou d'un trouble dans la transpiration et la mixtion, nos malades doivent prendre l'habitude d'aller à la selle au moins une fois par jour. Qu'ils n'hésitent pas à demander un purgatif, si cela est nécessaire.

Les personnes affectées de la goutte doivent éviter avec soin les refroidissements. Les tissus de laine portés à nu sur la peau sont recommandés pour empêcher les impressions subites de l'air froid et humide.

Le tissu par excellence, pour prévenir la goutte, est la flanelle. Ses avantages sont, de conserver la chaleur du corps, d'exciter la peau par des frictions douces et prolongées, et d'absorber promptement la sueur.

Rien ne contribue plus à l'entretien de la santé que l'usage fréquent des bains ; rien ne peut remplacer cette pratique salutaire. Les bains alcalins sont très-utiles ; ils activent la circulation capillaire et assouplissent la peau, qu'ils nettoient des débris épidermiques et de tout ce qui peut, en se fixant sur elle, gêner ses fonctions. Les deux effets principaux du bain sont : l'imbibition et l'absorption. La peau s'imbibe du liquide avec lequel elle est en contact, et ce liquide est entraîné par absorption dans la circulation générale.

Lorsque les goutteux prennent un bain, ils doivent

y ajouter du carbonate de soude, rester peu de temps dans l'eau, et se couvrir ce jour-là plus qu'à l'ordinaire.

Nous conseillons de faire chaque jour des frictions sur les différentes parties du corps pour maintenir les fonctions de la peau dans toute leur activité. Ces frictions peuvent être faites avec de l'alcool camphré ou avec des eaux aromatiques ; mais les frictions sèches réussissent aussi parfaitement.

Ces frictions se font le matin en se levant, et le soir en se couchant, avec la main, de la flanelle ou une brosse destinée à cet usage ; elles doivent être faites rapidement, et continuées jusqu'à ce que la peau rougisse. On peut se frictionner soi-même ou se confier à une personne exercée.

*4° — Fortifier l'organisme pour empêcher l'acide urique de se reproduire.*

L'usage habituel d'une infusion de quinquina

jaune, de chamœdrys, ou de toute autre plante ayant des propriétés toniques et amères, est très-utile pour rendre l'énergie nécessaire à l'appareil digestif, faciliter les digestions et fortifier l'organisme tout entier. Les plantes toniques et amères agissent sur le système nerveux nutritif, augmentent son énergie fonctionnelle et donnent une perfection plus grande aux actes de la vie. Elles aident à vivre, a dit un savant, en excitant le grand ressort de la vie.

Les anciens avaient vanté ces plantes dans le traitement de la goutte ; Barthez les employait avec succès et elles nous ont donné les plus heureux résultats.

Le médecin doit varier ces infusions aux diverses périodes du traitement, selon les effets déjà obtenus et selon les indications nouvelles qui se présentent. Lorsqu'un même médicament est continué pendant longtemps, il finit par ne plus avoir d'action sur l'organisme qui s'y est habitué; il faut le remplacer par un autre, pour y revenir plus tard.

Les personnes qui ont eu la goutte sont toujours menacées d'une nouvelle attaque. Leur organisme est prédisposé à former de l'acide urique; nous ne pouvons rien sur la prédisposition. L'acide urique se produira de nouveau si elles s'exposent de nouveau aux causes qui le développent. Il en est de même de toutes les maladies; celles qu'on guérit le mieux reviennent si leurs causes occasionnelles persistent.

Les goutteux doivent toujours se conformer aux règles de l'hygiène que nous leur avons tracées. Par exemple : maintenir leurs sécrétions dans toute leur activité; éviter les constipations opiniâtres; ne point prendre trop tard les vêtements d'hiver ni les quitter trop tôt; se couvrir suffisamment la nuit

surtout lorsque le temps est humide ; ne pas sup-
primer les sueurs, ni un flux hémorrhoïdal ; ne
jamais recourir à l'emploi inconsidéré de médicaments dangereux.

Ils se feront ainsi par l'habitude une sorte de
tempérament propre à résister à la goutte et à
neutraliser les diverses causes de cette maladie. En
adoptant ce qui leur est bon, en évitant ce qui
leur nuit, ils se souviendront peut-être ! que la
goutte est une maladie terrible... mais ils ne la
craindront plus.

---

Nous ne pouvons parler ici que du traitement
de la goutte en général. Les indications particulières
sont trop nombreuses. Elles varient selon les formes
de la maladie, les causes qui l'ont déterminée, les
lésions qu'elle produit, les symptômes que nous
constatons, les complications qui se présentent.

Elles varient encore selon l'âge des malades, leur tempérament, leurs habitudes, leurs professions, leur genre de vie, et avec ces indications varient également les moyens thérapeutiques.

Tous les goutteux oublient trop facilement leur maladie quand ils n'en souffrent pas. Le malade attend une attaque de goutte pour appeler son médecin ; ses douleurs sont très-vives. Avant tout, il faut le soulager, il faut *couper l'accès de goutte* le plus vite possible.

Il est des goutteux qui n'ont suivi aucun traitement. On leur avait dit que la goutte est incurable, et on les consolait de cette dangereuse erreur en leur faisant croire qu'elle est un brevet de longue vie. Ils sont punis cruellement de leur crédulité. La goutte passe chez eux à l'état chronique. Cloués sur leur fauteuil, ils ne peuvent presque plus remuer. Les muscles des cuisses et des jambes ne s'exerçant plus sont atrophiés et collés les uns aux autres. Il faut leur rendre leur souplesse, leur élasticité et leur volume primitif. Alors seulement les malades pourront marcher et *reprendront le libre exercice de leurs mouvements.*

Ce sont deux indications nouvelles : elles sont très-importantes. Nous devons nous y arrêter.

1° *Couper l'accès de goutte.*

2° *Rendre aux malades le libre exercice de leurs mouvements.*

### 1° — COUPER L'ACCÈS DE GOUTTE.

Les médecins de l'antiquité avaient découvert une plante ayant la précieuse propriété de calmer instantanément les douleurs de la goutte. Ils l'appelaient *hermodacte.* Les médecins modernes la nomment *colchique.* Son principe actif se trouve dans le bulbe, les semences et les fleurs. C'est un méde-

cament très-énergique; il doit être administré avec
une grande prudence.

Le colchique a des propriétés diurétiques et purgatives : il chasse l'acide urique par les urines et
par les selles. C'est ainsi qu'il coupe les accès de
goutte.

Nous ne l'employons que dans un seul cas, c'est
lorsqu'un malade nous fait appeler pour la première fois dans un accès de goutte. Il faut couper
l'accès et commencer ensuite le traitement pré-
ventif.

Nous conseillons une très-petite dose de colchique, la plus faible possible, associée à la digitale et au sulfate de quinine.

La digitale est diurétique; elle ralentit la circulation et a une action spéciale sur le système nerveux.

Le sulfate de quinine est tonique, fébrifuge, antipériodique ; il s'élimine par les urines et possède aussi des propriétés diurétiques. Il est très-utile pour combattre l'intermittence des douleurs d'une attaque de goutte.

Nous employons ces trois substances à des doses variables, selon les indications. Les douleurs cessent en très-peu de temps.

Depuis longtemps, on a conseillé avec raison les *purgatifs* pour abréger les accès de goutte. Une des meilleures boissons purgatives est la préparation suivante :

Séné. . . . . . . . 15 gram.
    Faites infuser dans :
Décoction de pruneaux. . 500 gram.
    Passez, ajoutez :
Miel blanc. . . . . . 50 gram.

Les médicaments externes ou topiques varient

selon qu'ils sont employés au début, au milieu, ou à la fin de l'accès.

Au début, des compresses imbibées d'alcoolature d'aconit ou de teinture de benjoin ont souvent arrêté un accès de goutte. Nous en avons de nombreux exemples.

Pendant l'accès, nous calmons les douleurs et l'irritation locale par des onctions avec un mélange d'huile d'amandes douces, de baume tranquille et de chloroforme.

Après l'accès, nous conseillons des frictions avec une alcoolature aromatique pour faire disparaître le gonflement et rendre de la tonicité à la peau.

Si la faiblesse et l'œdème persistent, on devra envelopper l'articulation dans de la ouate pour la faire transpirer. En entourant cette ouate de toile cirée, on obtient une abondante sudation.

Il y a d'ailleurs nécessité de varier les applications externes selon les dispositions du malade et les formes de la maladie. C'est ce qui explique le grand nombre de topiques qui ont été vantés contre la goutte.

Les souffrances des accès de goutte sont tellement vives qu'elles peuvent elles-mêmes donner la mort.

Il faut, avant tout, les calmer.

> Principiis obsta, serò medicina paratur
> Cum mala per longas invaluere moras.

Aussitôt après avoir coupé l'accès de goutte, nous commençons le traitement qui doit prévenir de nouvelles attaques et guérir cette maladie en empêchant la formation d'un excès d'acide urique, dissolvant les urates déjà formés, favorisant leur élimination et rendant la nutrition plus parfaite.

## 2° — RENDRE AUX MALADES LE LIBRE EXERCICE DE LEURS MOUVEMENTS.

La science a parfaitement analysé les effets de l'inaction et de l'exercice sur l'économie animale.

Nous sommes souvent appelé par des malades qui n'ont suivi aucun traitement. Ils ont la goutte chronique; ils ne peuvent plus remuer. Leurs muscles sont atrophiés; ils sont devenus mous, pâles et ont perdu leur tonicité; le moindre mouvement les fatigue.

Les fonctions nutritives ont subi la fâcheuse influence du repos forcé. L'estomac ne digère plus, l'absorption est moins énergique, l'exhalation graisseuse est augmentée, la circulation ralentie, les sécrétions diminuées. La nutrition est altérée et il se forme sans cesse de l'acide urique dans l'économie. La goutte reste à l'état chronique.

Le goutteux devient très-irritable, un rien l'inquiète et le désole. Sa sensibilité est extrême et douloureuse. L'exercice doit réparer les funestes effets de l'inaction.

Les fumigations, les bains, le massage, les mouvements gradués, tels sont les moyens que nous employons pour régulariser les fonctions de nutrition, rendre aux muscles l'énergie qu'ils ont perdue et calmer le système nerveux.

Dès la plus haute antiquité on a essayé avec succès les *sudorifiques* contre la goutte. Les fumigations de benjoin produisent d'excellents résultats dans la goutte chronique. Elles déterminent une abondante sudation, font disparaître le gonflement des membres et rendent quelquefois promptement la liberté des mouvements. La sueur entraîne les *urates* déposés autour de l'articulation et les ligaments se dégagent. Des goutteux auxquels nous avions conseillé ces fumigations ont pu marcher en très-peu de temps.

Les bains de vapeurs aromatiques raniment les fonctions de la peau, augmentent ses excrétions et remédient à la mollesse des tissus.

Les fumigations et les bains de vapeurs rendent la peau extrèmement impressionnable aux intempéries atmosphériques. Pendant leur emploi, on ne saurait trop se préserver du froid et de l'humidité.

Le Docteur Réveillé-Parise recommande avec raison de veiller à ce qu'il n'y ait point imminence de congestion sanguine cérébrale ou pectorale, surtout quand le malade est pléthorique. Ce serait une contre-indication des moyens sudorifiques.

Les bains tempérés, les bains chauds, simples ou composés, conviennent toujours aux goutteux; ils sont surtout très-utiles dans la goutte chronique.

Les bains délassent le corps, le rafraichissent et calment la surexcitation nerveuse.

Après chaque fumigation, nous conseillons des frictions ; après chaque bain, le massage.

Les procédés du massage sont très-nombreux ; ils varient depuis les plus simples attouchements jusqu'aux plus fortes frictions. Toute la surface de la peau est percutée avec la main ou avec un instrument spécial ; la circulation capillaire devient plus active, l'épiderme se ramollit, la transpiration insensible augmente, la peau est rendue plus souple, plus flexible et plus perméable.

Tous les muscles sont pétris ; la main cherche à les séparer les uns des autres ; leurs fibres glissent plus facilement, leur contraction devient plus aisée.

Les ligaments sont tiraillés, les articulations exercées ; une synovie nouvelle les lubrifie ; les mouvements deviennent plus étendus.

Le massage dissipe la fatigue, rend l'élasticité

aux muscles, rétablit les forces et procure les plus agréables sensations. Il semble, dit un auteur, que la jeunesse se réveille sous la main qui masse.

Souvent aussi, nous employons l'électricité pour réveiller la contractilité musculaire.

Aussitôt que les bains et le massage ont rendu à nos malades le libre exercice de leurs mouvements, nous leur conseillons des mouvements gradués, c'est-à-dire une gymnastique facile qu'ils peuvent faire chez eux, dans leur chambre ou dans leur jardin.

La gymnastique est l'art d'exercer les organes, de régler les mouvements, de développer les forces et d'augmenter l'agilité du corps. Un organe exercé devient plus volumineux, plus adroit et plus fort; il exécute avec précision les actes qui lui paraissent les plus difficiles.

Les goutteux sentent leurs mouvements devenir plus faciles, à mesure qu'ils font des exercices plus réguliers et plus fréquents. Ils se fatiguent moins, parce qu'ils rendent leurs muscles plus forts et plus puissants en les exerçant.

L'exercice du corps rend l'homme robuste et lui donne de la souplesse et de la grâce ; il éteint les passions et procure une santé brillante.

L'instruction développe toutes les facultés de l'âme et agrandit l'intelligence.

L'éducation est parfaite quand elle exerce avec habileté le corps et l'âme. L'hygiène devient facile ; elle n'a plus qu'à maintenir l'harmonie qui existe déjà entre les facultés physiques, intellectuelles et morales.

L'homme est perfectionné. Il supporte les fatigues en soldat, pense en philosophe, agit en chrétien.

Nous espérons avoir fait comprendre à nos lecteurs la théorie de la goutte.

Ils connaissent maintenant la nature de cette maladie et ils comprennent les moyens que nous employons pour couper les accès, prévenir les attaques à venir et rendre aux malades le libre exercice de leurs mouvements.

La médecine, comme toutes les sciences, a été lente à se former. Des savants laborieux se sont mis à l'œuvre. Ils se sont partagé le travail pour le rendre plus parfait ; chacun a étudié avec une ardeur infatigable.

C'est la division du travail qui a porté si haut la puissance de notre siècle dans la médecine comme dans les sciences, les arts et l'industrie.

Chaque génération apportait le fruit de ses travaux. L'héritage de vingt-deux siècles a enrichi une *science* et a constitué un *art* qui doivent soulager les hommes et augmenter leurs jouissances.

La médecine est un sacerdoce.

Celui qui l'exerce avec conscience est dévoué à ses devoirs, sensible avec les malheureux, libre auprès des grands. Il repousse les sarcasmes de la moquerie, a dit un philosophe, détruit les objections de la légèreté, dissipe même les doutes de la raison, et, par la foi dans son art, il commande la confiance du malade.

# TABLE DES MATIÈRES.

# II

## PATHOLOGIE.

# III.

# THÉRAPEUTIQUE.

# ESSAI DE PHILOSOPHIE MÉDICALE

PAR

O. SCELLES DE MONTDÉSERT

Docteur en Médecine de la Faculté de Paris.

COCGOZ, LIBRAIRE ÉDITEUR,
Rue de l'École de Médecine, 30.

CLICHY. — Impr. de Maurice LOIGNON et Cie, rue du Bac-d'Asnières, 21.

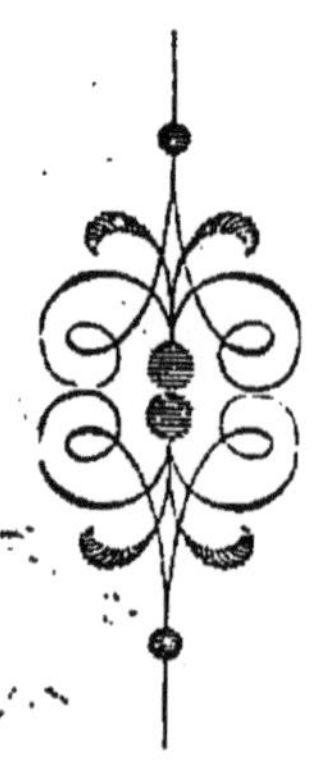

Paris. — Imp. Felix Malteste et Cie, rue des Deux-Portes-Saint-Sauveur, 22.